Qi Gong

Die 8 Brokate

Begleitunterlagen

Qi Gong Kurse - Janine Isterling

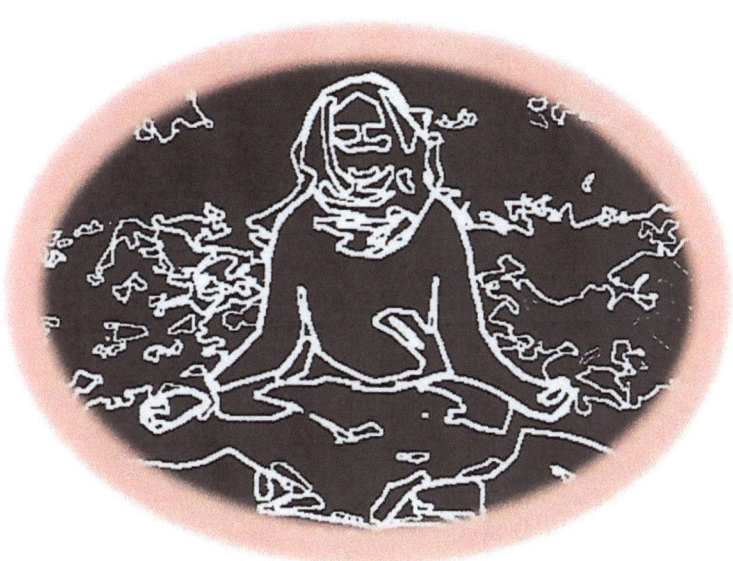

Qi Gong Kurse Janine Isterling – Zeit für Entspannung

Inhaltsverzeichnis

Wie ich meinen Weg zu Qi Gong fand

Während meiner Reha auf Föhr in 2010 lernte ich Qi Gong kennen. Ich nahm an einer Übungsstunde teil und war sofort begeistert. Zuhause wollte ich weiter üben, merkte aber, dass ich es alleine nicht konnte. Ebenfalls fand ich keine Kurse in der näheren Umgebung, da es damals noch einfach zu wenige gab und die meisten auch ausgebucht waren. Ich war dann wieder so sehr in meinem Alltagstrott, dass ich irgendwann nicht mehr daran dachte und so verging die Zeit.

Während ich dann wieder arbeiten ging, steckte ich mich sehr oft bei uns im Großraumbüro an und hatte schließlich in 2015 zwei Kehlkopfentzündungen und zwei Bronchitis plus andere diverse Infekte. Als ich dann in 2015 so oft krank war überlegte ich mir, dass ich etwas tun muss für meine Gesundheit und mein Wohlbefinden.
Ich entschied mich etwas für mein Immunsystem zu tun – etwas für mich zu tun. So begann ich ein wenig zu stöbern und stieß wieder auf Qi Gong. Mir fiel darüber und über die 5 Elemente Lehre ein Artikel in die Hand. Ich erinnerte mich an meine Zeit auf Föhr und fasste den Entschluss, es damit zu versuchen. Ich hätte Kurse buchen können, aber dann fand ich die Qi Gong Schule im Internet die sowohl Kurse anbot als auch die Kursleiterausbildung und so entschied ich mich das Angenehme mit dem Nützlichen zu verbinden. Zumal ich so auch Einblick in die Theorie bekommen würde. Mich interessierte das Warum und Weshalb und daher wagte ich den Schritt zur Kursleiterausbildung bei der Qi Gong Schule Bergstraße. Und diesen Schritt habe ich bis heute nicht einmal bereut.

In meinen Kursen kam die Frage nach einem Skript auf und dann nach Bildern. Ich kam dem Wunsch nach und erstellte eine Beschreibung der Übungen. Dank der Hilfe einer Freundin entstanden dann noch die passenden Bilder zu den Übungen.

Vielleicht kann ich mit meiner Beschreibung und den Bildern interessierten Personen Qi Gong und insbesondere Leber Qi Gong näher bringen.

Allgemeine Hinweise und Haftungsausschluss

Generell gilt, Qi Gong ersetzt keinen Arztbesuch. Als Kursleiterin kann ich niemanden heilen und kann nicht in die Kursteilnehmer/innen hinein sehen. Wer sich unsicher ist, ob Qi Gong für einen das Richtige ist, sollte seinen Arzt um Rat fragen. Auch wer an Krankheiten, Behinderungen, Beschwerden oder Gesundheitsstörungen leidet, sollte seinen Arzt konsultieren.

Jeder der Qi Gong ausübt, tut dies in seiner eigenen Verantwortung.

Die Autorin übernimmt keine Haftung für falsch ausgeführte Übungen. Die Haftung der Autorin ist in jeglicher Hinsicht ausgeschlossen.

Bei Yang-Symptome wie z.B. Bluthochruck, Verkrampfung, Stress, psychischen Schwankungen, Überfunktionen, lenke ich meine Aufmerksamkeit auf das Sinken, das Ausatmen und die Entspannung.

Bei Yin-Symptome wie z.B. niedriger Blutdruck, Depression, Kraftlosigkeit, Unterfunktionen, lenke ich meine Aufmerksamkeit auf das Einatmen.

Nie in den Schmerz hinein üben, immer nur an den Schmerz heran. Eine Übung darf keinen Schmerz bereiten!

Auf körperliche Beschwerden achten, wie z.B. Gelenkprobleme, gesundheitliche Beeinträchtigungen. Bei Unsicherheiten ist immer ein Arzt zu konsultieren!

Nicht ausüben, wenn man an einer psychischen Erkrankung leidet (z.B. Schizophrenie, Depressive Erkrankungen mit Wahnvorstellungen etc.)

Bei schweren Infekten z.B. Grippe mit Fieber lieber ruhen.

Die Übungen können sowohl im Stehen als auch im Sitzen ausgeführt werden.

Die Grundhaltung im Qi Gong

Die Grundhaltung im Qi Gong ist die Basis für beinahe alle Qi Gong Übungen und sollte als Erstes „erlernt" werden.

Es ist wichtig, dass man sich **entspannt hinstellt.**

Die **Füße stehen schulterbreit** und man **atmet ruhig** und ganz sanft in den Bauch hinein.

Unter den **Achseln lässt man Platz zum Atmen** und um dem Herz-Meridian Luft zu geben, denn dieser beginnt hier.

Die **Handinnenflächen zeigen zum Körper hin.**

Die **Füße stehen fest auf dem Boden** und sind gedanklich mit ihm **verwurzelt.** Man hat hier seinen Schwerpunkt auf Niere 1 – der sprudelnden Quelle – auf der Fußsohle. Hier liegt der Anfangspunkt vom Nierenmeridian.

Das **Becken wird entspannt** und man lässt sich ganz **leicht sinken,** als ob man im Stehen sitzt.

Das **Kinn wird leicht angezogen,** der **Rücken ist gerade.**

Im Mund bildet man die sog. **Elster Brücke,** d.h. man legt die Zunge hinter die oberen Schneidezähne Richtung Gaumen.

Die **Schultern sind entspannt** und bleiben locker.

Ich blicke nach vorne und **konzentriere** mich nur auf meine **Atmung.**

Mein **Blick** kann hier auch **nach innen** gerichtet sein.

Am **Kopf** bin ich wie eine **Marionette** aufgehängt und werde am Baihui Punkt in der Mitte des Kopfes in meiner Vorstellung nach oben gezogen.

Gedanklich bin ich bei meiner Haltung und erzeuge **ein inneres Lächeln.**

Ich nehme die Umgebung wahr, aber ich **werte nichts.**

Beginne ich eine Übung, schaue ich klar und wechsle in die Position der Übung.

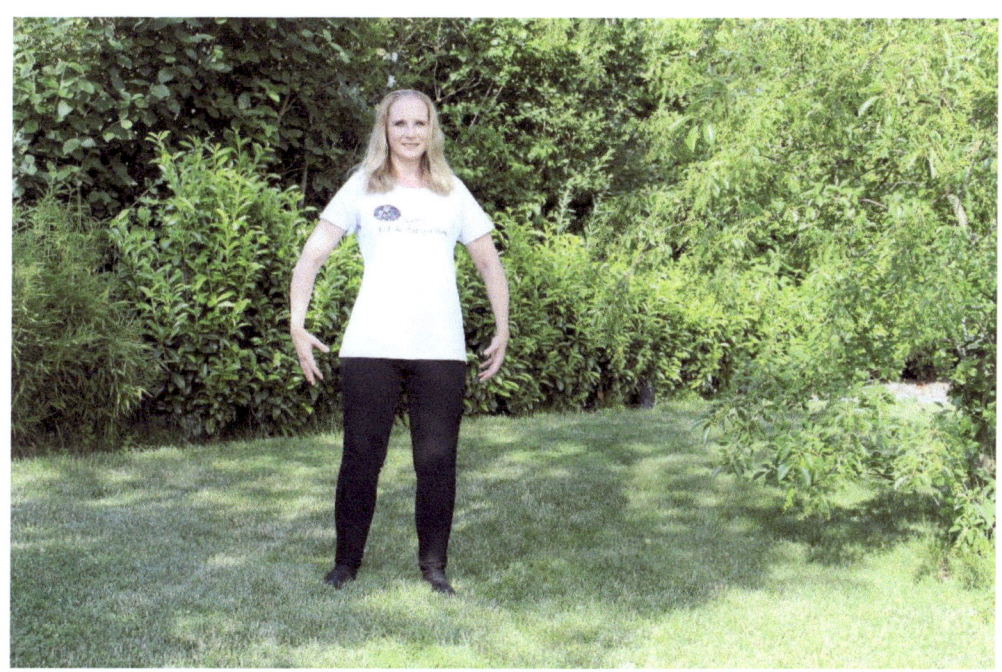

Bei den 8 Brokaten stehen wir in den Übungen nicht immer in der Grundhaltung. Wir stehen meist aufrecht mit geschlossenen Beinen und nicht schulterbreit und mit den Armen neben dem Körper. Wechseln mal in den tiefen Reitersitz oder verlagern auch das Gewicht und versetzen die Beine.

Dennoch sollten die meisten Punkte der Grundhaltung nicht außer Acht gelassen werden. Denn die anderen Elemente der Grundhaltung wie z.B. Kinn heranziehen, entspannt stehen oder auch die Konzentration auf die Atmung sind nach wie vor wichtig.

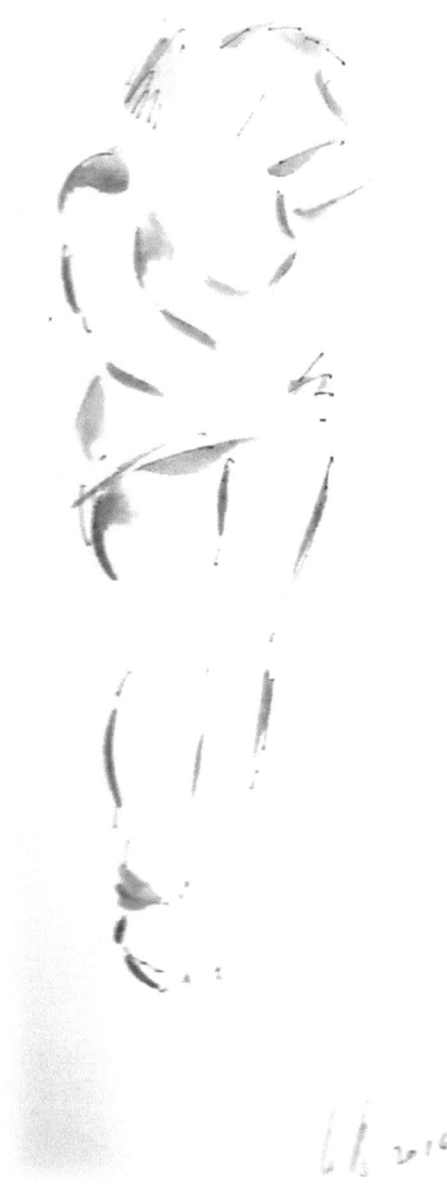

Das Innere Lächeln

Am Ende meiner Kurse füge ich gerne eine kleine Meditations- bzw. Achtsamkeitsübung ein.

Es gibt hier zwei Übungen die aus dem stillen Qi Gong stammen und sehr gut auch im Anschluss an die 8 Brokate passen.

Eine dieser Übungen ist das Innere Lächeln. Die Übung kann sowohl einzeln als auch im Anschluss an die letzte Übung durchgeführt werden.

Unser Blick ist in die Ferne gerichtet oder wir blicken schräg vor uns auf den Boden. Wichtig ist es, dass wir nichts Bestimmtes fokussieren.

Wer mag, kann die Augen schließen. Wir senken unsere Augenlider ganz langsam.

Wir sitzen, stehen oder liegen ganz ruhig.

Wir hören die Geräusche um uns herum, aber wir werten nichts. Wir hören in uns hinein und konzentrieren uns nur auf uns selbst.

Der Atem fließt ganz sanft und ruhig. Mit der Zeit nehmen wir immer längere und tiefere Atemzüge.

Wir erfreuen uns nun an der Entspannung.

Wir schicken ein warmes Gefühl, ein Lächeln auf die Reise durch unseren Körper.

Wir lenken dieses Gefühl nun auf dem folgenden Weg durch unseren Körper:

- Mitte des Scheitels
- 3. Auge
- Mitte des Halses
- Mitte der Brust
- Herz
- Lunge
- Leber (rechts)
- Milz, Bauchspeicheldrüse (links)
- Nieren
- Im unteren Dantian abschließen (Bauchmitte)

Wir öffnen langsam die Augen, wenn sie geschlossen waren und schauen klarer und klarer.

9

Der kleine himmlische Kreislauf

Zur besseren Darstellung des kleinen himmlischen Kreislaufes habe ich zunächst einmal eine Graphik anhand eines menschlichen Körpers von hinten und vorne erstellt:

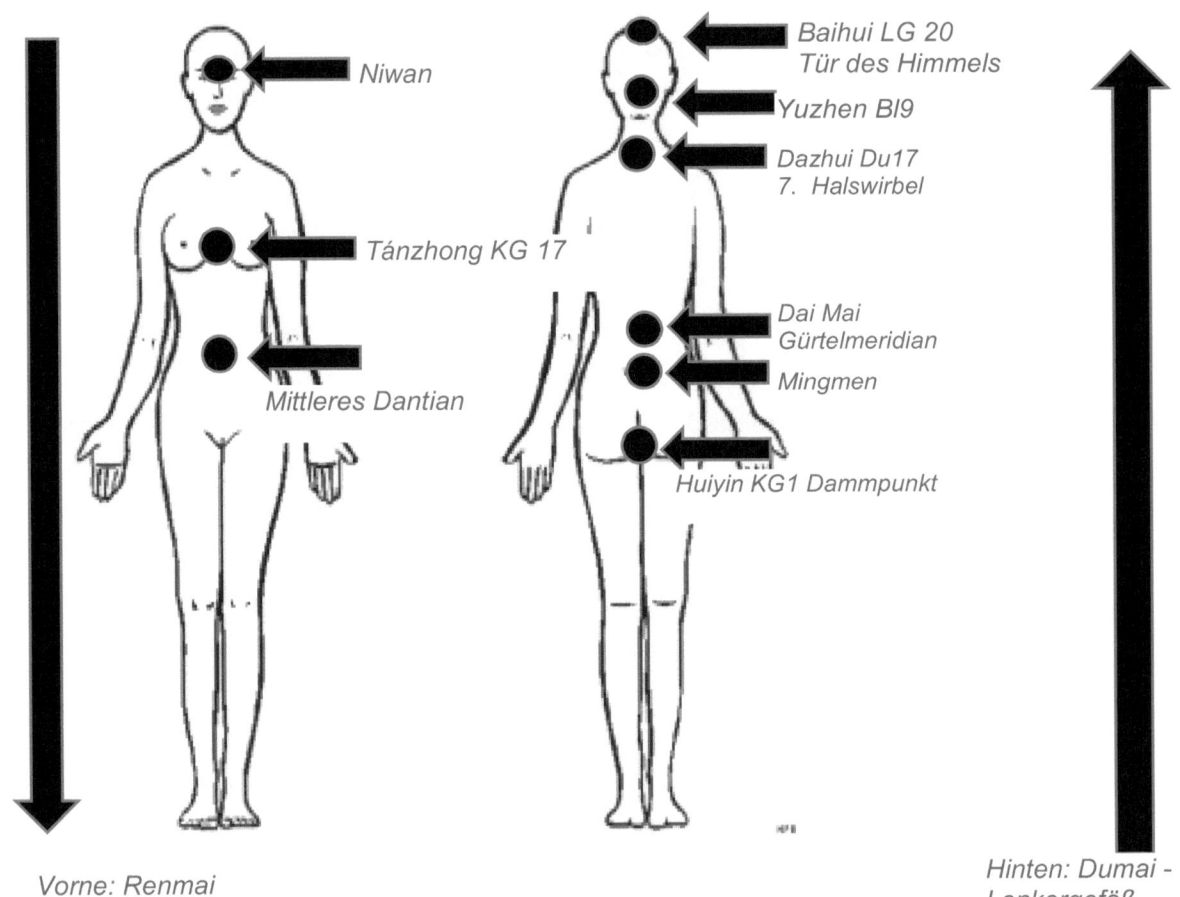

Niwan

Baihui LG 20
Tür des Himmels

Yuzhen Bl9

Dazhui Du17
7. Halswirbel

Tánzhong KG 17

Dai Mai
Gürtelmeridian

Mingmen

Mittleres Dantian

Huiyin KG1 Dammpunkt

Vorne: Renmai
- Dienergefäß

Hinten: Dumai -
Lenkergefäß

Der kleine himmlische Kreislauf ist die zweite Meditations- bzw. Achtsamkeitsübung die ich mit meinen Kursteilnehmern erlerne. Diese Übung führe ich gerne im Anschluss an die 18 Bewegungen Teil 1 oder separat aus.

Den kleinen himmlischen Kreislauf durchlaufe ich dreimal und begebe meinen Körper damit in einen ruhigen, harmonischen und entspannten Zustand. Der Sinn dieser Übung besteht darin, dass ich mein Qi auf dieser Bahn leite. Die Übung kann ich im Stehen oder im Sitzen ausführen. Ich schließe meine Augen und konzentriere mich zunächst auf mein unteres Dantian (mein unterer energetischer Schwerpunkt im Unterbauch). Ich lege meine Zunge an den Gaumen und schließe mit der „Elsterbrücke" die Verbindung von Ober- und Unterkiefer und verbinde so den Dumai und Renmai. Der Dumai, das sog. Lenkergefäß, verläuft auf der Rückseite vom Dammpunkt Huiyin bis hoch zum höchsten Punkt am Kopf dem Baihui Punkt am Schädel und fließt von dort über die Stirnmitte in den Gaumen. Der Renmai, das Dienergefäß, beginnt auch am Dammpunkt aber geht über die Vorderseite hoch bis in die Zunge. Wir hätten hier ohne Schließen der Elsterbrücke eine Lücke und der Fluss wäre unterbrochen.

Ich fühle nun in meinen Bauch hinein. Über das untere Dantian wandere ich zum Dammpunkt (Huiyin) und gehe dann den Rücken weiter hinauf. Beim Mingmen Punkt fühle ich in meine Nieren hinein und steige dann den Dumai weiter hinauf. Am Dazhui Punkt halte ich kurz inne und stelle mir vor, wie alles Belastende von mir fällt. Über den höchsten Punkt, den Baihui Punkt am Schädel wandere ich nach vorne über den Renmai wieder herunter zum unteren Dantian. Am Baihui Punkt atme ich ein und lasse dann beim Ausatmen den heilenden Laut der Leber – Schüüü – hören. Mit dem Ausatmen sinke ich innerlich über das dritte Auge – den Punkt Niwan –herunter zum unteren Dantian.

In meiner Vorstellung lasse ich Energie auf meinem Weg fließen und gebe meinem Körper Kraft.

Diese Übung hilft mir auch immer sehr gut, wenn ich nicht einschlafen kann. Liege ich wach im Bett und meine Gedanken fahren Karussell im Kopf, hilft es mir sehr, wenn ich mich auf den kleinen himmlischen Kreislauf konzentriere.

Die 8 Brokate - allg. Hinweise und Erläuterungen

Die 8 Brokate sind eine der bekanntesten Form des Qi Gong.

Die 8 Brokate sind auch die „edlen Übungen". Man kann den Ursprung bis ins 12. Jahrhundert zurückverfolgen. Man fand damals Aufzeichnungen des Ba Duan Jin. Die Übungen der 8 Brokate sollen von Marshall Yue Fei mit erstellt worden sein.

Die Übungen stärken unseren Körper, die Atmung und unseren Geist. Wir schonen mit dieser Form unsere Gelenke und bewirken eine sanfte Dehnung unserer Muskeln.

Die 8 Brokate werden i.d.R. im Stehen ausgeführt. Es gibt auch eine abgewandelte Form im Sitzen.

Die 8 Brokate eignen sich wie die 18 Bewegungen Teil 1 für Anfänger.

In manchen Übungen werden die Hände überkreuzt. Hier legen Männer die rechte Hand, Frauen die linke Hand nach oben.

Wir beginnen die Übungen immer zur linken Seite.

Die 8 Brokate können m.E. nach ganzjährig ausführt werden.

Die Aufwärmübungen sind bei den 8 Brokaten gleich, die Abschluss Übungen unterscheiden sich jedoch zu den anderen QiGong Formen.

YouTube Tutorials

Lehrvideos zu den Aufwärmübungen, den 8 Brokaten und den Abschluss Übungen sind demnächst auf meinem YouTube Kanal zu finden.

Einfach mal meinen Namen bei Google suchen und dann auf den Reiter Videos wechseln, um auf meinen Kanal zu kommen.

Qi Gong Kurse Janine Isterling – Zeit für Entspannung

Zwischen den Übungen

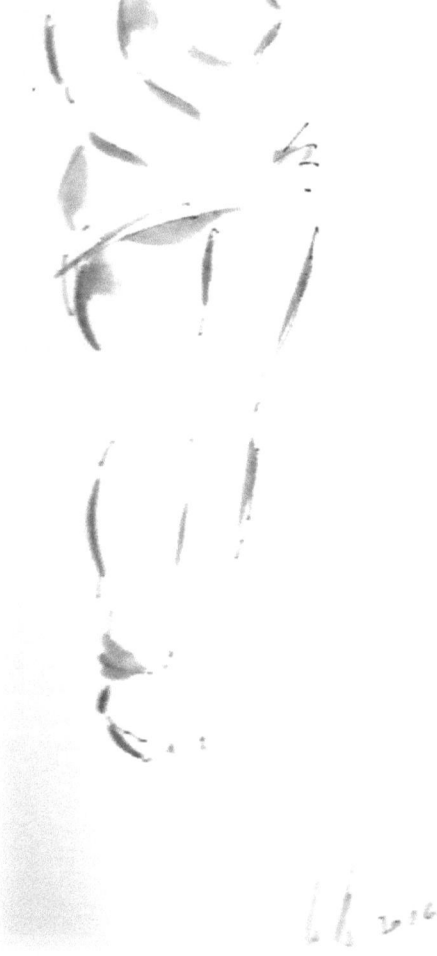

Zwischen den Übungen kurz ruhen; sich „erden"

Hände in weitem Bogen auf den Unterbauch legen, nachspüren. Anschließend 3-mal tief durch die Nase einatmen und durch den Mund ausatmen, Gürtelmeridian ausstreichen.

---

8 Brokate

1. Halte das Universum mit beiden Händen und reguliere die drei Erwärmer oder: Den Himmel mit den Händen stützen

2. Auf den Adler zielen – nach links und rechts den Bogen schießen

3. Einen Arm heben und den Himmel stützen (Milz und Magen regulieren)

4. Blicke zurück auf die 5 Übertreibungen und die 7 schädlichen Einflüsse oder: Mit Verachtung hinter sich schauen

5. Den Kopf kreisen, das Gesäß hin- und her schwenken und das Herzfeuer austreiben

6. Mit beiden Händen die Füsse fassen

7. Fäuste ballen und mit den Augen funkeln

8. Sich 7x auf die Fersen fallen lassen oder 7x den Rücken strecken und alle (hundert) Krankheiten vertreiben

1. Übung: Halte das Universum mit beiden Händen und reguliere die drei Erwärmer oder: Den Himmel mit den Händen stützen

Wir stehen im schulterbreiten Stand.

Unsere Finger falten wir vor dem Unterbauch ineinander (leicht verhaken), die Handinnenfläche zeigt nach oben und wir heben diese bis zur Brustmitte an. Nun drehen wir die gefalteten Hände zur Brust hin einmal bis nach oben.

Nun zeigen die gefalteten Hände mit der Innenfläche nach außen und wir heben diese bis über den Kopf. Mit den Zehen krallen wir in den Boden.

Wir blicken nach oben zum Himmel (machen einen Giraffenhals), blicken dann wieder nach vorne und lassen unsere Finger auseinander „schnipsen" d.h. wir lösen sie mit Schwung.

Wir senken die Arme (Gelenk für Gelenk) seitlich wieder und falten die Hände erneut vor dem Unterbauch.

Wir stehen unten fest wie ein Baum und sind oben ganz locker.

Wir wiederholen die Übung insgesamt 4x

Weitere Hinweise zur Übung:

Das dreifach-Erwärmer Meridian ist eine Funktion und reguliert u.a. die Körpertemperatur; es teilt sich in drei Bereiche auf und diese unterstützen den Körper hier wie folgt:
- mit dem oberen Erwärmer (Höhe der Brust) erweitern wir unsere Lungenkapazität; wir vertreiben unsere Müdigkeit, lockern Anspannungen
- mit dem mittleren Erwärmer (Höhe des Bauches) regen wir unsere Verdauung an und stimulieren die Organe wie Milz, Leber, Gallenblase und Magen
- mit dem unteren Erwärmer (Höhe des Beckens) regen wir unsere Verdauung an.

- Wir strecken unsere Blutgefäße und Faszien.

16

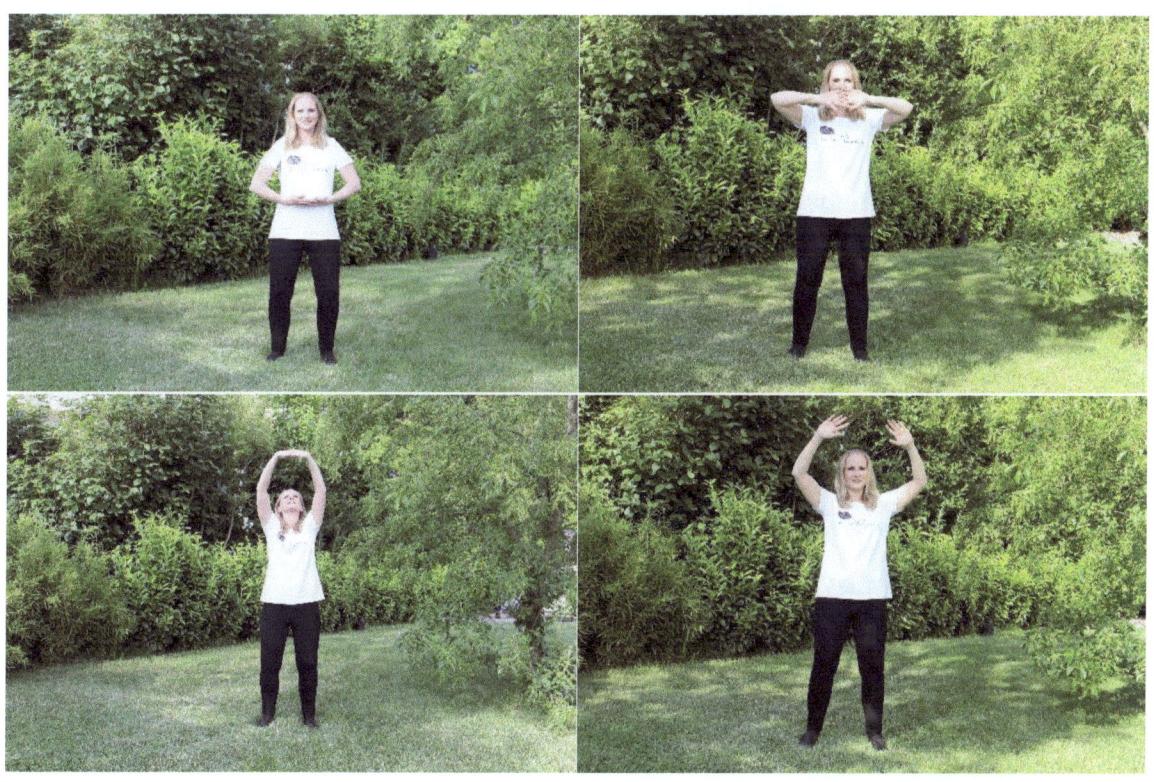

2. <u>Auf den Adler zielen – nach links und rechts den Bogen schießen</u>

Wie stehen mit geschlossenen Beinen.

Wir drehen den rechten Fuß leicht nach außen, sinken ein und öffnen nach links. Beide Füße zeigen schräg zur Seite.

Wir drehen die Hände, zeigen die Handinnenfläche nach vorne und heben die Arme seitlich am Handgelenk nach oben und senken diese wieder leicht.

Die Pulse wandern nach vorne und wir überkreuzen die Handgelenke, dabei lege ich die linke auf die rechte Hand. Beide Handgelenke zeigen zum Körper. Mit der linken Hand bilde ich den „Pfeil", d.h. Daumen und Zeigefinger sind wie ein V gestreckt und die restlichen drei Finger eingeknickt. Mit der linken Hand bilden wir eine Hohlfaust. D.h. mit dem Daumen gehe ich mit der Innenseite auf die Außenseite vom Zeigefinger. (Dickdarm 1 auf Lunge 11). Die restlichen Finger sind eingeknickt.

Wir blicken nach links; wir drehen die linke Hand (Puls liegt auf Puls) und die Hände werden auseinander gezogen; mit rechts ziehe ich sozusagen die Sehne und lege die Daumen-Zeigefinger Verbindung seitlich neben die Brust unterhalb der Schulter. Mit links zielen wir auf den Adler und strecken den Arm links aus.
Wir öffnen beide Hände wieder, strecken die Arme seitlich aus und machen uns lang. Wir blicken wieder nach vorne.

Wir heben unseren Körper wieder leicht, drehen den rechten Fuß wieder nach vorne und schließen nach rechts. Die Arme liegen wieder seitlich am Körper.

Wir führen die Übung nach rechts aus.

Wir wiederholen die Übung zu jeder Seite 2x

<u>Weitere Hinweise zur Übung:</u>

- Hilft bei Schlaflosigkeit
- Stärkung unseres Herz-Kreislauf-Systems
- Steigerung der Konzentration
- Durch den festen Stand stärken wir die Funktion der Niere.

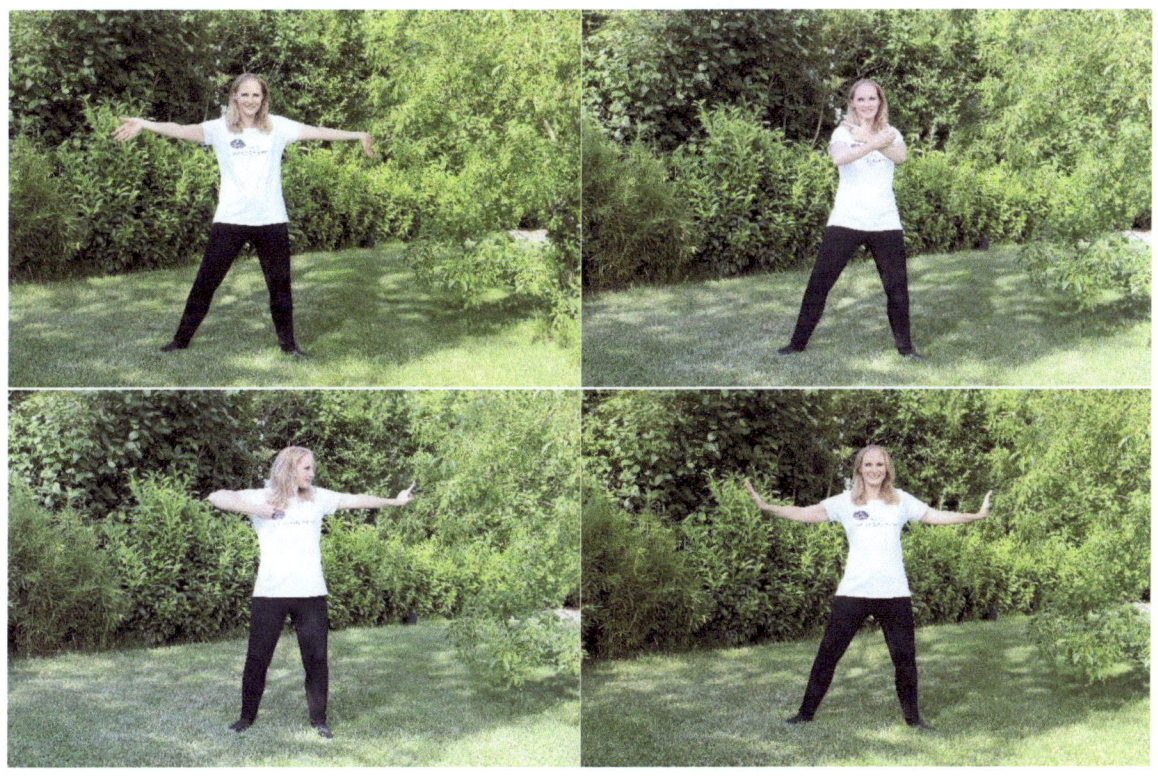

3. Übung: Einen Arm heben und den Himmel stützen (Milz und Magen regulieren)

Wir stehen aufrecht mit geschlossenen Füssen.

Unsere Hände sind seitlich am Körper und wir führen diese vor den Unterbauch, die Handinnenflächen zeigen nach unten und die Fingerspitzen zueinander.

Wir ziehen die Ellenbogen nach außen. Wir heben die Hände bis zu Brustmitte und drehen die Handinnenflächen dabei nach oben zum Körper hin in einer Drehbewegung. Wir führen die linke Hand in einer Drehbewegung nach außen, so dass die linke Handinnenfläche nach oben zeigt. Die rechte Hand drehen wir zum Körper hin wieder nach unten, die Handinnenfläche zeigt zum Boden. Mit der linken Hand nun den Himmel stützen, d.h. nach oben führen. Die rechte Hand stützt die Erde. Wir strecken uns und blicken zur rechten Seite. Beider Hände in die Länge entspannen und wir schauen nach vorne, sinken leicht wieder ein und führen die Hände gleichzeitig am Körper entlang wieder zum Unterbauch. Die linke Hand zeigt der Handinnenfläche nach unten, die rechte Hand nach oben.

Wir führen die Übung zur rechten Seite aus.

Wir wiederholen die Übung zu jeder Seite 2x

Weitere Hinweise zur Übung:

- Wir dehnen die Muskulatur des Rückens.
- Wir fördern unsere Verdauung (es wirkt wie bei einer Massage) und regulieren die Energie des Magen-Milz Kreislaufes.

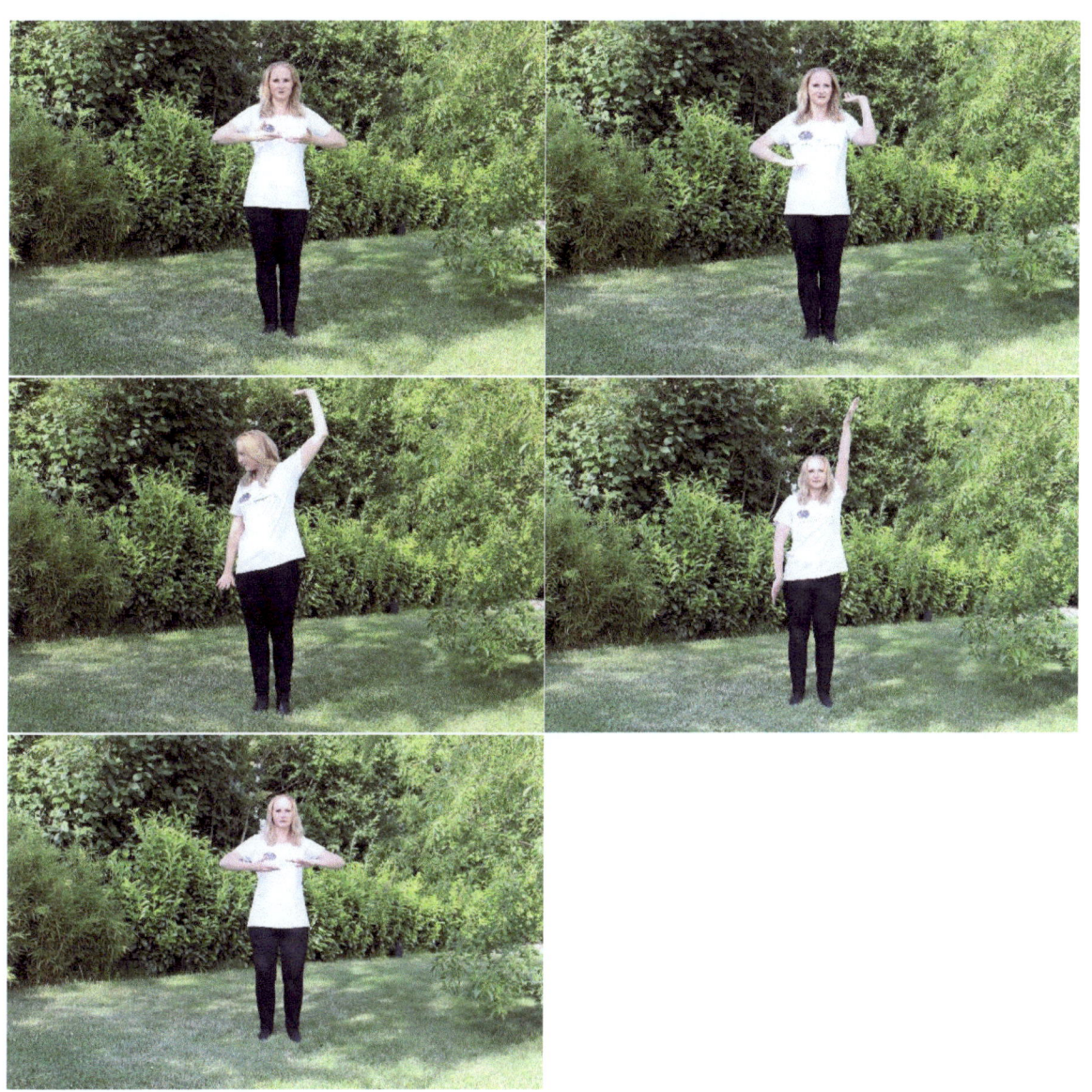

Qi Gong Kurse Janine Isterling – Zeit für Entspannung

4. Übung: Blicke zurück auf die 5 Übertreibungen und die 7 schädlichen Einflüsse oder: mit Verachtung hinter sich schauen

Wir stehen aufrecht mit geschlossenen Beinen.

Unsere Arme sind seitlich am Körper. Wir drehen die Arme so, dass die Handinnenflächen nach unten zeigen und führen die Hände vor den Unterbauch, die Fingerspitzen zeigen zueinander.

Wir wenden die Hände und heben unser Qi bis auf Höhe des Herzens. Wir wenden die Hände wieder zum Körper hin und versenken das Qi im Körper.

Wir drehen den Kopf dabei nach links, steigen auf die Fußballen und drehen die Hände nach außen und hinten.

Wir blicken nach hinten und lassen alles Schlechte von uns fallen.

Wir drehen die Hände wieder, blicken wieder nach vorne und sinken wieder ein. Die Hände sind wieder vor dem Unterbauch, die Handinnenflächen zeigen nach unten und die Fingerspitzen zueinander.

Wir führen die Übung zur rechten Seite aus.

Wir wiederholen die Übung zu jeder Seite 2x.

Weitere Hinweise zur Übung

- Stärkung der Nackenmuskulatur und der Augen
- Förderung der Gehirndurchblutung
- Wir beschützen uns vor den 7 Emotionen die uns belasten: Freude, Wut, Trauer, Kummer, Angst, Furcht und Schwermut.
- Die 5 Übertreibungen die wir fallen lassen, spiegeln sich wieder in zu vielem Sitzen, Schlafen, Sehen, Gehen oder Stehen.

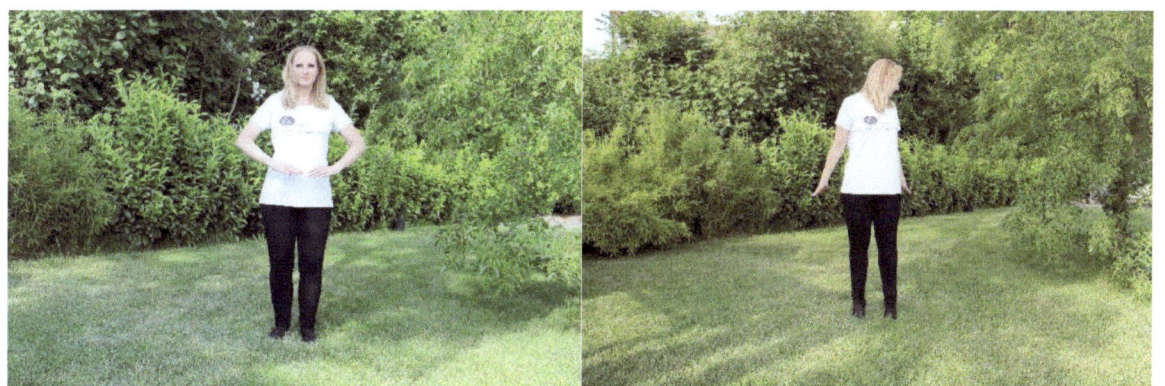

5. Übung: Den Kopf kreisen, das Gesäß hin- und her schwenken und das Herzfeuer austreiben

Wir stehen aufrecht und öffnen nach links in einen breiten Stand.

Wir legen unsere Hände auf die Oberschenkel, den Daumen nach hinten, die restlichen Finger gespreizt nach vorne und streichen am Oberschenkel auf Spannung nach unten.

Wir verlagern das Gewicht aufs linke Bein und schauen nach rechts unten zur Fußspitze. Unser Rücken ist gerade, nicht gebogen.

Wir bewegen den Oberkörper in einem Bogen über vorne nach rechts. Das Gewicht wird auf den rechten Fuß verlagert und wir blicken nach zur linken Fußspitze.
Wir bewegen den Oberkörper in einem Bogen nach hinten zur Mitte und „setzen" uns. Nun schieben wir das Gesäß je 3 x nach rechts und links im Wechsel. Danach schieben wir die Brust/ Schulter je 3x nach rechts und links. Abschließend, sehr vorsichtig bitte, bewegen wir unseren Kopf zu jeder Seite je 3x.

Wir heben unsere Hände und streichen wieder am Oberschenkel auf Spannung nach unten.

Wir führen die Übung zur rechten Seite aus.

Wir wiederholen die Übung zu jeder Seite 2x.

Weitere Hinweise zur Übung

- Wir fördern unseren Beckenbereich und können hier Verspannungen lösen.
- Die Übung wirkt entspannend, das Herzfeuer vertreiben heißt nicht die Liebe vertreiben, sondern den Ärger zu vertreiben der im Herzen ist. Dies wird durch das Drücken der Hände auf dem Oberschenkel bewirkt.

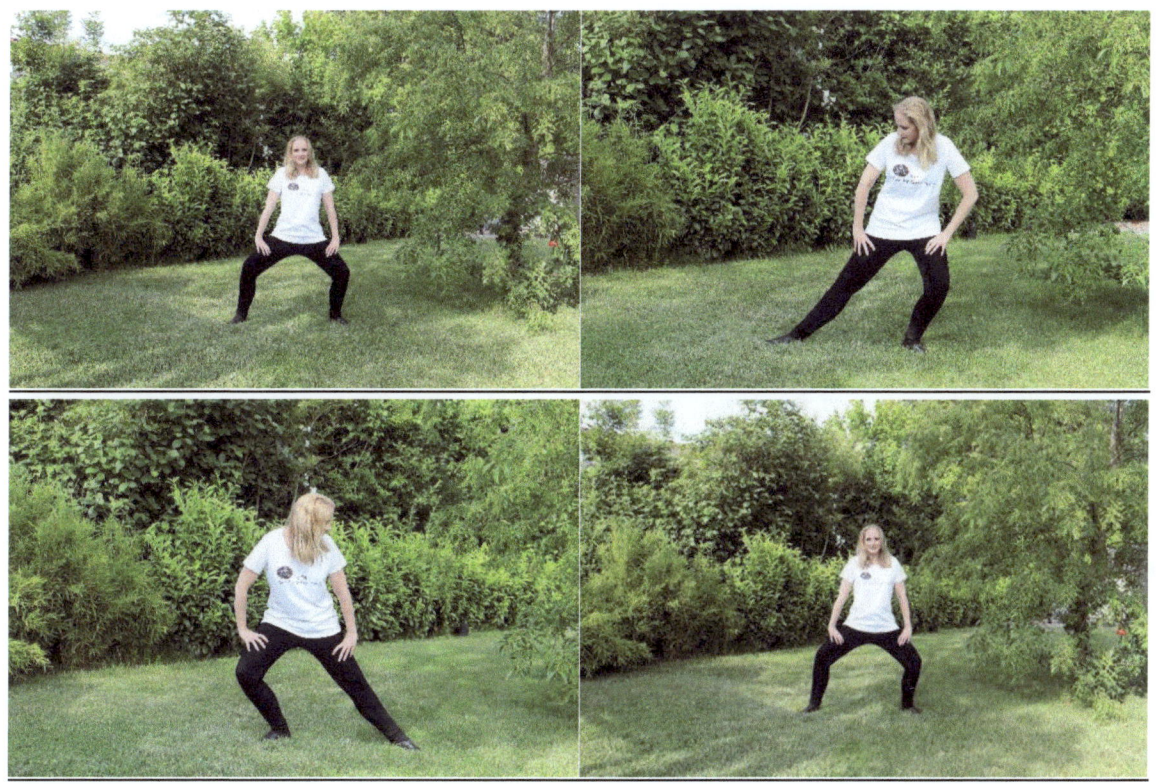

Qi Gong Kurse Janine Isterling – Zeit für Entspannung

6. Übung: Mit beiden Händen die Füße fassen

Wir stehen aufrecht und schulterbreit, unsere Hände sind seitlich am Körper.

Wir heben die Hände seitlich, bringen das Qi nach oben. Wir drehen die Hände, die Handinnenflächen zeigen zur Erde. Wir senken unsere Arme wieder nach unten und versenken das Qi im Körper. Unsere Hände liegen auf dem Unterbauch.
Wir öffnen nach außen die Hände und streichen die Hände am Gürtelmeridian entlang, d.h. mit dem Daumen vom Bauch zur Seite nach hinten.
Wir legen die Handballen auf unsere Nieren und drücken sie kurz und leicht, während wir einsinken. Wir legen den Kopf nicht in den Nacken, sondern ziehen das Kinn zur Brust, lehnen uns ganz leicht zurück, ziehen den Beckenboden heran und schauen leicht nach oben. Wir drücken wieder leicht unsere Nieren.

Wir richten uns wieder auf, beugen uns nach vorne unten und streichen mit den Händen an den Beinen auf der Rückseite nach unten, umstreichen die Füße und streichen auf der Innenseite nach oben, um den Lendenbereich hoch bis zum Unterbauch und streichen das Gürtelmeridian wieder aus. Unsere Hände befinden sich wieder seitlich am Körper.

Wer Schwierigkeiten im Lendenbereich hat, beugt die Beine leicht an. Wir stehen ansonsten aber gerade bei dieser Übung.

Wir wiederholen die Übung 4x

Weitere Hinweise zur Übung

- Sehr gut geeignet bei niedrigem Blutdruck.
- Wir stärken die Blase- und Nierenfunktion.
- Wir fördern die Tätigkeit vom Zwerchfell bei der Atmung.
- Wir dehnen unseren Körper.

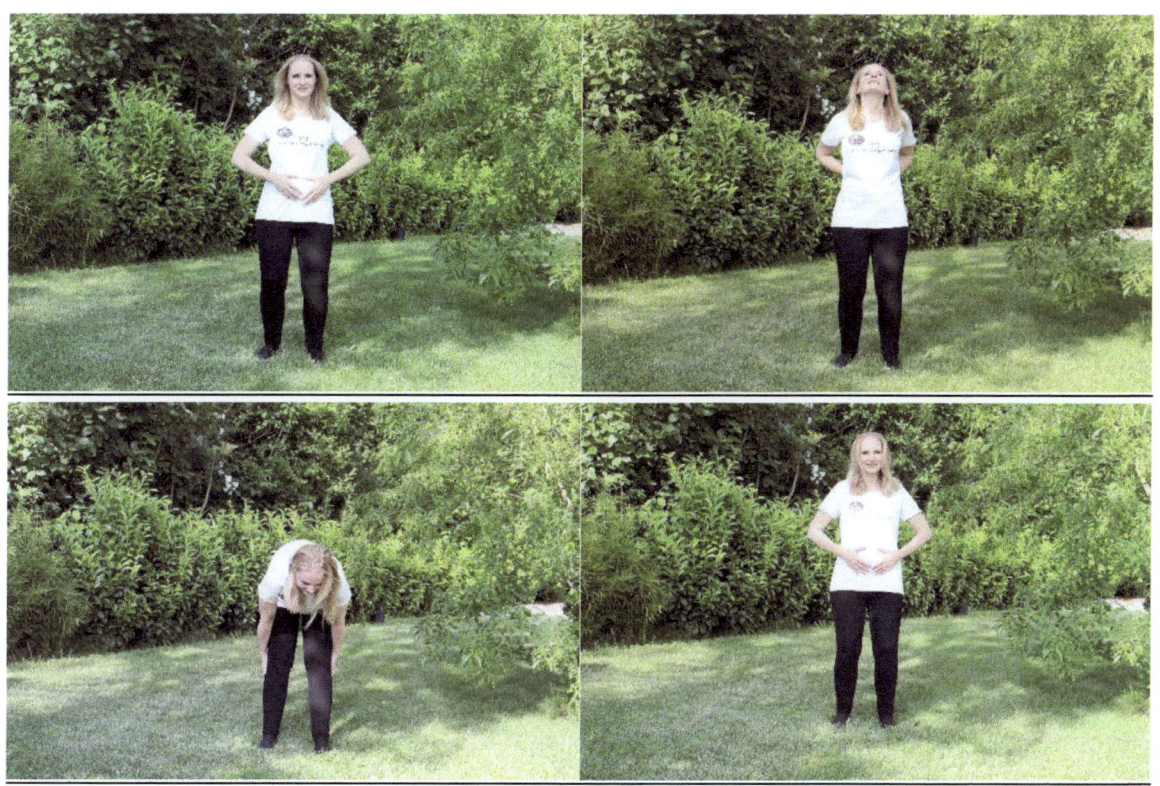

Qi Gong Kurse Janine Isterling – Zeit für Entspannung

7. <u>Übung: Fäuste ballen und mit den Augen funkeln</u>

Wir stehen im breiten Reitersitz.

Wir bilden Fäuste vom Mittelfinger aus und halten die Fäuste seitlich auf Hüfthöhe. Wir öffnen unsere Brust weit indem wir die Arme (Ellenbogen) nach hinten ziehen.

Wir atmen ein, stoßen mit der Faust schnell nach vorne. Dabei reißen wir die Augen auf und rufen laut „he". Wir atmen aus.

Wir öffnen nun unsere Faust und die Handinnenfläche zeigt nach außen. Die Augen entspannen sich wieder.

Wir ziehen die Hand wieder spiralförmig zurück (erst Schultern, dann Ellenbogen, dann Faust) und bilden hierbei wieder eine Faust.

Bei dieser Übung bilden wir unten ein volles Gefühl und sind oben ganz leicht.

Wir wiederholen die Übung 4x zu jeder Seite.

<u>Weitere Hinweise zur Übung</u>

-Abbau von Wut und Aggression durch das „He".

- Stärkung vom Selbstbewusstsein

- Die Augen gehören zur Leber und werden hier gepflegt.

- Verbesserung der Blutzirkulation

- Öffnen der oberen Atemwege durch das Zurückziehen der Arme

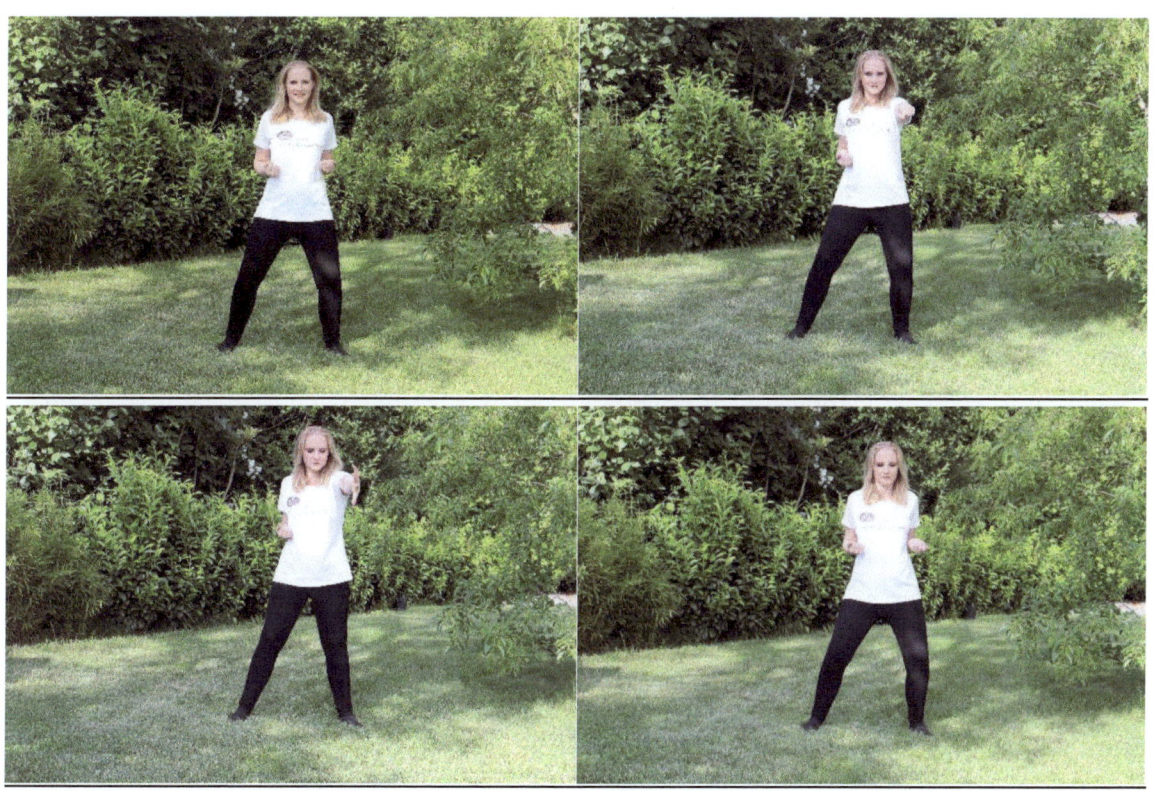

8. Übung: Sich 7x auf die Fersen fallen lassen oder 7x den Rücken strecken und alle (hundert) Krankheiten vertreiben

Wir stehen aufrecht mit geschlossenen Beinen.

Hinter dem Körper umschließen wir mit dem Daumen und Mittelfinger der einen Hand das Handgelenk der anderen Hand. Frauen umfassen das linke Handgelenk, Männer das rechte Handgelenk. Wir legen die Hände soweit es geht auf der Wirbelsäule nach oben. Wir strecken unseren Körper, atmen tief ein und kommen auf unsere Fußballen (die sprudelnde Quelle).

Wir atmen aus, lassen uns auf die Fersen fallen und gleichzeitig die Hände auf den Mingmén Punkt (gegenüber dem Bauchnabel in einer geraden Linie auf dem Rücken) fallen.

Wir warten kurz ab und heben dann unsere Hände wieder und beginnen von vorne.

Wir wiederholen die Übung 7x

Weitere Hinweise zur Übung

- Wir strecken und dehnen den ganzen Körper.

- Die Blutzirkulation wird angeregt indem wir uns fallen lassen, das Qi fließt und wir verteilen die Energie im Körper.

- Überschüssiges Qi können wir über die Füße, die sprudelnde Quelle ausleiten.

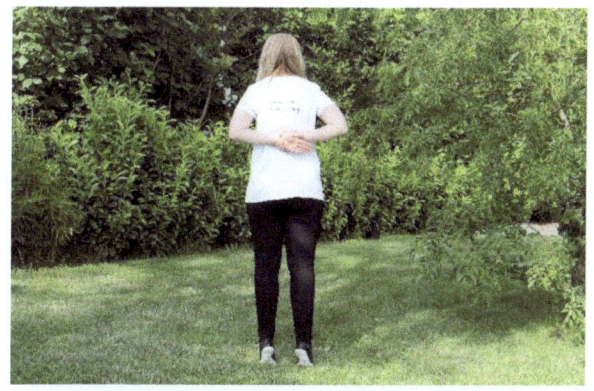

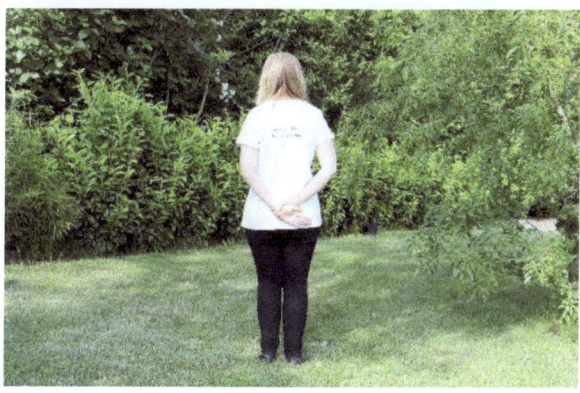

31

Danksagung

Mein Dank gilt vor allem meinen Ausbilderinnen Marita und Caterina Oriolo von der Qi Gong Schule Bergstraße. Ihr habt mich sehr viel gelehrt und wart immer sehr geduldig.

Ein großes Dankeschön an Herrn Lothar Reker aus Wyk auf Föhr für seine gemalten Bilder von mir in „Aktion". Das Original ist in Farbe, wurde aber für dieses Buch in schwarz-weiß umgefärbt.

Vielen lieben Dank an Melanie für die Fotos von mir.

Jeder hält sein „Qi" selbst in den Händen, also macht etwas draus.

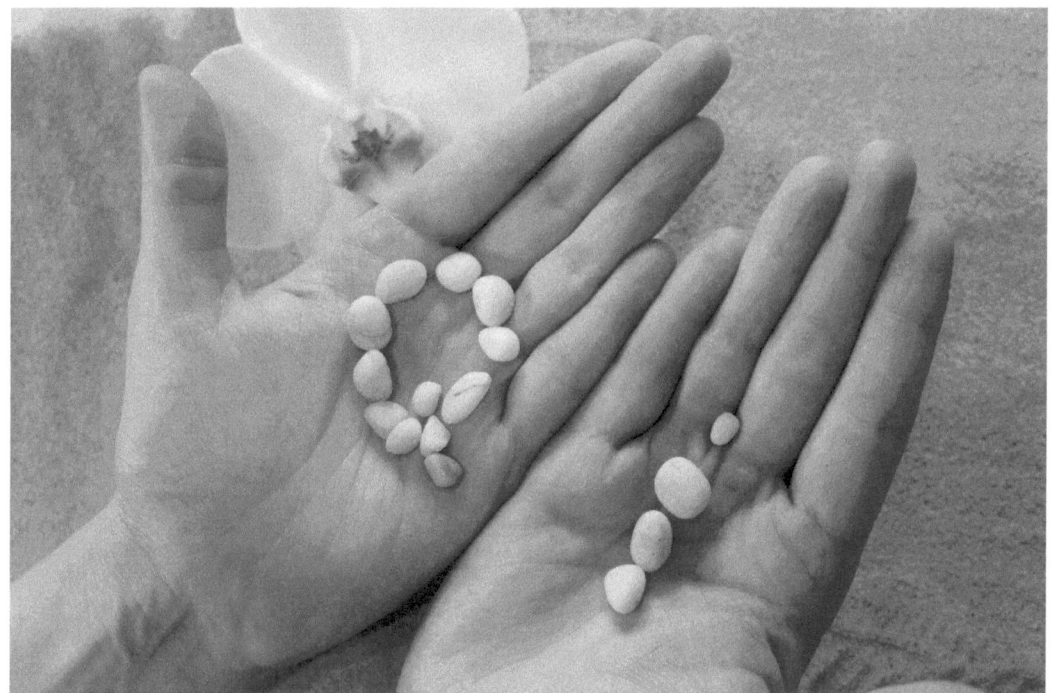

Quellen Angaben und Literatur Verweise:

Als Theorie Quellen habe ich folgende Literatur verwendet:

1. Wikipedia
2. www.gratis-malvorlagen.de
3. https://taiji-forum.de/
4. 64-schattenboxer.de
5. Abschlußarbeit Janine Isterling
6. Qi Gong Schule Bergstraße
7. Tai Chi Akademie
8. R. Wohlfahrt

Sämtliche Fotos stammen von mir persönlich und zeigen mich persönlich.
Bild-, Urheber- und Nutzungsrechte liegen hier ausschließlich bei mir.
Die Fotos dürfen nicht kopiert, vervielfältigt, verkauft oder getauscht werden.